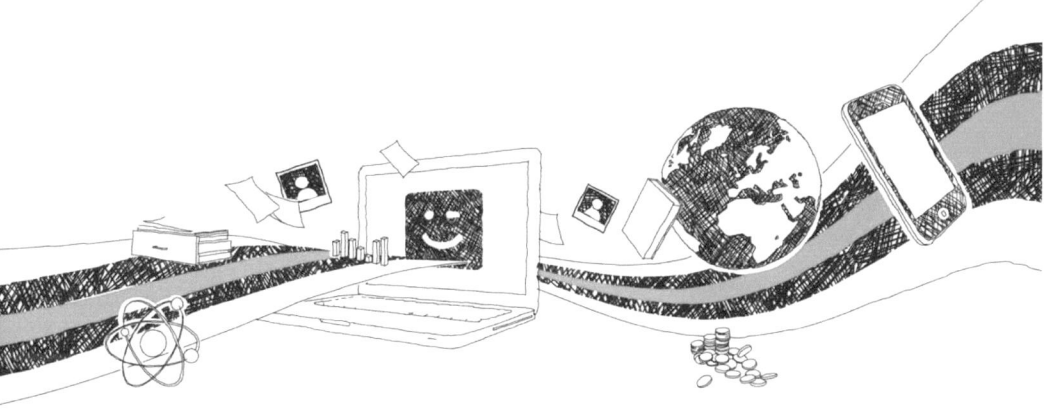
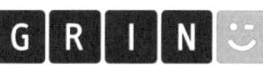

Dr. med. Friedrich Flachsbart, Dr. med. Heinrich Flachsbart

Infektion und Thrombose

Transformation der Wahrheit des Vaters zum Sohn

GRIN Verlag

Bibliografische Information der Deutschen Nationalbibliothek:

Die Deutsche Bibliothek verzeichnet diese Publikation in der Deutschen National-
bibliografie; detaillierte bibliografische Daten sind im Internet über http://dnb.d-
nb.de/ abrufbar.

Dieses Werk sowie alle darin enthaltenen einzelnen Beiträge und Abbildungen
sind urheberrechtlich geschützt. Jede Verwertung, die nicht ausdrücklich vom
Urheberrechtsschutz zugelassen ist, bedarf der vorherigen Zustimmung des Verla-
ges. Das gilt insbesondere für Vervielfältigungen, Bearbeitungen, Übersetzungen,
Mikroverfilmungen, Auswertungen durch Datenbanken und für die Einspeicherung
und Verarbeitung in elektronische Systeme. Alle Rechte, auch die des auszugsweisen
Nachdrucks, der fotomechanischen Wiedergabe (einschließlich Mikrokopie) sowie
der Auswertung durch Datenbanken oder ähnliche Einrichtungen, vorbehalten.

Impressum:

Copyright © 1994 GRIN Verlag, Open Publishing GmbH
Druck und Bindung: Books on Demand GmbH, Norderstedt Germany
ISBN: 978-3-640-85053-2

Dieses Buch bei GRIN:

http://www.grin.com/de/e-book/167496/infektion-und-thrombose

GRIN - Your knowledge has value

Der GRIN Verlag publiziert seit 1998 wissenschaftliche Arbeiten von Studenten, Hochschullehrern und anderen Akademikern als eBook und gedrucktes Buch. Die Verlagswebsite www.grin.com ist die ideale Plattform zur Veröffentlichung von Hausarbeiten, Abschlussarbeiten, wissenschaftlichen Aufsätzen, Dissertationen und Fachbüchern.

Besuchen Sie uns im Internet:

http://www.grin.com/

http://www.facebook.com/grincom

http://www.twitter.com/grin_com

Infektion und Thrombose.

Transformation der Wahrheit des Vaters zum Sohn.

Dr. Heinrich Flachsbart und Dr. Friedrich Flachsbart

Gera und Göttingen

Einleitung

Juni 1993 war die auf dem Dachboden vergessene Dissertation meines Vaters Heinrich gebunden. Aber keiner interessierte sich dafür, auch nicht mein Vater.

Januar 1994 fand ich einen Artikel über die Bedeutung der klinischen Erfahrung:
„The alternative view of subjectivity in medicine is that physicians necessarily rely on „personal knowledge". Their well-documented regard for personal, even visceral, experience reflects the role of senses as a physician accumulates medical knowledge. These experiential data are organized by an equally subjective process of unspoken inference and intuition. The process is neither arbitrary nor mystical. In essence, it involves the making of clinical sense. It is more like deliberation than like calculation, insightful as well informed, a gestalt or story rather than an algorithm."[1]

Beim Abschiedssymposium für den Prof. Dr. M. M. Kochen am 19. Februar 2011 wurde diese Fähigkeit als „visus eruditus" bezeichnet.

„The clinical science of outcomes research, as informative as it is, cannot substitute for either clinical expertise or clinical sense. Even the best clinical science is less than all what physicians know."[2]

Ich möchte versuchen, die Erfahrungen meines Vaters in unsere heutige Zeit zu transformieren.
Ich meine, eine tiefe Wahrheit in dem Zusammenhang zwischen Infektionen/Thrombose in seiner Zeit und dem Geschehen unserer Zeit zu erkennen.
Ich hoffe, diese Wahrheit wird auch für andere langsam sichtbar.
Für mich hat sie sich langsam seit einer noch getrennten Darstellung in „The Economist" am 28. Mai 1994 entwickelt:
„Yet there is a mystery to be solved. The bug, Group A Streptococcus, first attracted notice when a cluster of seven cases occured in Gloucesterhire earlier this year. Other cases have come to light in Stirling, Bolton, South Wales, London and southern England, bringing the number of people involved since January to 16, of whom 13 have died."[3]
Der schwarze Tod erschien im gleichen Heft als Abbildung aus dem Mittelalter.[4]

Diese beiden Artikel brachten mich dazu, eine Arbeit zu entwerfen mit dem Namen:
„Der Schwarze Tod. Mögliche Thromboembolien von 1986-1994".
Beginnen wir mit einer Sammlung von schweren Krankheitsbildern, die mein Vater hinterlassen hat: Infektionen bedingen Thrombosen.
Die heutigen Krankheitsbilder sind schwerer zu deuten.
Sie werden kontrovers diskutiert und unterschiedlich behandelt.
Die Klahrheit der Krankheitsbilder der Alten kann vielleicht eine bessere Sicht auf die Krankheitsbilder unserer Zeit ermöglichen.

---

[1] SJ Tannenbaum: What physicians know.
New Eng J Med 1993;329:1268-1271
[2] SJ Tannenbaum: a. a. O.
[3] NN: Horrible.
The Economist, May 28th 1994:38

[4] NN: The fear last time: the Black Death.
The Economist May 28th 1994:97

Die Infektionen und Thrombose 1927-1931

Zuerst möchte ich vier Patienten vorstellen.

Ein 14 Jahre alten Mädchen wird vom 14. 1. – 26. 3. 1927 behandelt.
Klinische Diagnosen:
Otitis media chronica sinistra, Sinusphlebitis und Meningitis.
Sie hatte vor 2 Tagen Erbrechen, heftige Schmerzen im Ohr, Temp. 39, Schwindel und dauernder Brechreiz.
Eine Otitis media chronica sinistra mit Sinusphlebitis und Meningitis wird operativ behandelt.
Sie wird gesund.

Ein 4 Jahre alter Junge wird vom 28. 9. – 2. 10. 1928 behandelt.
Klinische Diagnosen:
Otitis media acuta sinistra, Sinusthrombose, Schläfenbeinosteomyelitis und Meningitis.
Er hatte am 25. 9. Schmerzen und Eiter im li. Ohr. Paracentese, viel Secret, Temp. Hoch, starke Nackensteifigkeit, Kernig pos..
Therapie: 2. 10. sehr viel Eiter, Sinus kollabiert, Wand schmierig belegt, Dura wenig verändert. Entfernung des Thrombus, Unterbindung der V. Jugularis. Puls wird schlechter, Exitus.

Ein 15 Jahre altes Mädchen wird vom 30. 10. – 18. 11. 1930 behandelt.
Klinische Diagnosen:
Otitis media acuta sinistra, Mastoiditis li., Sinusthrombose und Meningitis.
Vorgeschichte:
24. 10. Ohrenschmerzen. Paracentese.
29. 10. Erbrechen und Fieber, Temp. von 40.
Trommelfell gerötet und vorgewölbt. Nochmalige Paracentese. Kieferhöhlenempyem re.
Starke Kopfschmerzen.
6. 11. Antrotomie, einige eitergefüllte Zellen werden entfernt. Sinus und Dura gesund, Temperaturhöhe und Schmerzen gleichbleibend.
13. 11. Revision, trotz guten Aussehens des Sinus liegt eine Thrombose vor. Entfernung des Thrombus und Jugularisunterbindung.
15. 11. Kernig schwach, zeitweise somnolent. Diese Erscheinungen werden zunehmend stärker.
18.11. Annahme eines Kleinhirnabszesses und Punktion desselben. Exitus kurz nach der OP.
Sectionsbefund:
Eitrige Basalmeningitis und Thrombose des li. Sinus transversus.

Eine 45 Jahre alte Frau wird vom 25. 3. – 15. 4. 1931 behandelt.
Klinische Diagnosen:
Mastoiditis bds., Sinusthrombose re., Sinusblutung li., Sepsis, Lungenmetastasen.
Vorgeschichte:
Die Patientin wurde ausserhalb antrotomiert, dann fieberfreier Verlauf und plötzliches Auftreten von hohem Fieber 40,3.
Status nach Antrotomie, Wunde belegt mit Secret.
Trommelfell gerötet, WF druckempfindlich, hohe Temperatur.
Nachantrotomie re., Sinus sieht verdächtig auf randständige Thrombose aus, ist aber blutführend. Da der Befund die stürmischen Krankheitserscheinungen nicht genügend erklärt, wird links ebenfalls antrotomiert, alles gesund. Dann wird die re. Vena jugularis unterbunden.
Am Schluss der Op. Läsion des Sinus transversus rechts. Verschlechtung durch Infection mit

Erysipel. Beim Verbandswechsel Blutungen aus dem linken Sinus. Später wurde die li. Jugularis unterbunden und der Sinus li. abgedämmt. Unter Kreislaufschwäche und Bewusstlosigkeit Exitus. Stauungspapille re., beginnende Stauungspapille li..

Sectionsbefund:
Eitrige Infiltration der weichen und harten Hirnhaut. Eitrige fibrinöse Pleuritis.

Diese vier Patienten zeigen eine zunehmende Interaktion zwischen Infektion und Thrombose, Thrombophlebitis – Thrombose.
Die entzündliche Venenentzündung dient der Begrenzung der Infektion.
Die Thrombose kann aber dann zu Organschäden führen.
Diese Organschäden können lokal oder disseminiert sein, Lungenembolien treten auf.

Infektionen und Thrombose 1942-1943

Diese vier Patienten sind mit Sulfonamiden behandelt worden.
Die Krankheitsbilder sind verändert.
Die Thrombose scheint sich stärker zu zeigen, eine grössere Bedeutung zu gewinnen, in den Vordergrund zu treten.

Ein 15 Jahre altes Mädchen wird vom 26. 7. – 2. 8. 1942 behandelt.
Klinische Diagnosen:
Chronische Otitis media links, Sinusthrombose, Meningitis serosa.
Vorgeschichte:
Die Patientin klagt über stärkere Schmerzen längs der linken Jugularis. Kernig positiv, Nackensteifigkeit.
Befund:
Links penetranter Ausfluss, Granulation.
27. 7. Radikal-Operation, Sinusabdämmung und Jugularisunterbindung. Der linke Sinus ist thrombosiert, ebenfalls die Jugularis. Sulfonamid: 27. 7. – 2. 8.
Sectionsbefund:
Todesursache Erstickung.
Eitrige Thrombophlebitis des li. Vena jugularisstumpfes. Abscess in der Lunge. Eitrige Pleuritis, massive Blutung in Trachea und Bronchien. Hyperämie der weichen Hirnhäute.

Eine 30 Jahre alte Frau wird vom 17. 8. – 30. 9. 1942 behandelt.
Klinische Diagnosen:
Acute Otitis media rechts, Sinusthrombose.
Vorgeschichte:
Seit 14. 7. Ohrenschmerzen re.
Befund:
Trommelfelle aufgelockert und gerötet. Zentral mässige Secretion.
Antrotomie re. Unter der Corticales schleimiger Eiter. Sinus ist schwerkrank und mit Granulationen belegt. Der Sinus wird leicht verletzt es tritt eine Blutung auf.
21. 8. Temperatur-Anstieg. Jugularisunterbindung bds. Normaler Heilverlauf.
Sulfonamid: 16. – 20. 8.

Ein 7 Jahre alter Junge wird vom 26. 10. – 18. 12. 1942 behandelt.
Klinische Diagnosen:
Acute Otitis medía links, Sinus- und Bulbusthrombose.
Vorgeschichte:
Seit 1 Tag Erbrechen, Temp. 38,6.
Befund:
Pus im Gehörgang, Trommelfelle aufgelockert, WF druckempfindlich.
Therapie:
28. 10. Antrotomie li., Sinus sigmoideus und transversus thrombosiert.
5-6 cm. Langer Thrombus wird aus dem Sinus transversus entfernt.
Die Heilung wird kompliziert durch metastatische Abszesse im rechten Oberschenkel und linkten Darmbein.
Sulfonamid: 30. 10. – 5. 11.

Ein 6 Jahre altes Mädchen wird am 2. 2. 1943 operiert.
Klinische Diagnose:
Acute Otitis media links. Sinusthrombose.
Befund:
Li. Trommelfell geschwollen. WF druckempfindlich.
Antrotomie, thrombosiert ist die Vena sin. sigm. bis in den Bulbus und in den Sinus transversus. Kurz nach der Op. Exitus.
Sectionsbefund:
Zustand nach Freilegung des sinus transversus bei chronischer Mittelohrvereiterung.
Hyperämie des Gehirns und der Meningen. Multiple Lungenabscesse mit begleitender fibrinöser Pleuritis.

Die Thrombose wird zunehmend von einer lokalen Absperrung der Infektion zu einer systemischen Erkrankungen, zu einer rezidivierenden Embolie.
Die durch Sulfonamide bedingte Verringerung der Sterblichkeit einer Infektion führt zu einer stärkeren Sichtbarkeit des Preises der Thrombosierung als lokaler Abwehr:
Rezidivierende Lungenembolien zeigen sich.

Thrombosen und Infektionen, Todesfälle 1986 – 1994

Der schwarze Tod und das Rattengift.
Recurrent Pulmonary Embolism and Cumarin.

Unter diesem Titel hatte ich 1994 meine ersten Patienten gesammelt.
Sie sind ein schwaches Abbild der schweren Verläufe meines Vaters.

Aber leicht erkennbar ist eine eigenartige Übereinstimmung mit den Krankheitsbildern:
Infektionen und Thrombosen sind unentwirrbar miteinander verknüpft.

Bemerkenswert ist auch, dass meine Patienten aus der gleichen Generation stammen, die mein Vater beobachtet hat:
Wer als Kind nicht an Infektionen starb, erlag als Erwachsener der Thrombose.

Ein Herr, 1924 geboren, starb 1991.
Diagnosen: Verdacht auf rezidivierende Lungenembolien.
Seit Jahren Chronisch Obstruktive Lungenerkrankung (COPD).
Rezidivierende Infekte, mit Doxycyclin behandelt.
2/1990 Prostatacarcinom-Operation.
5/1991 COPD-Exacerbation, Ofloxacin.
8/1991 COPD-Exacerbation, Erythromycin, Ofloxacin.
11/1991 Pneumonie, Ciprofloxacin.
11/1991 Akuter Herztod.

Ein Herr, 1909 geboren, starb 1990.
Diagnosen: Verdacht auf rezidivierende Lungenembolien.
1978 Chronisch venöse Insuffiziens.
1982 Dyspnoe, Cyanose.
1989 Kur wegen chronischer Bronchitis mit Unterschenkelödemen.
1/1990 Asthmoide Bronchitis, zunehmende Herzinsuffiziens, Vd. Apoplektischer Insult.
Bronchopneumonie, besser unter Antibiotikum. Dann plötzlicher Tod durch akute cardio-respiratorische Insuffiziens.

Eine Dame, 1918 geboren, starb 1990.
Diagnosen: Verdacht auf rezidivierende Lungenembolien.
1987 Angina pectoris.
1988 Primäres Cor pulmonale. Therapie nur Nitroglycerin und Spironolactone.
1990 Dekompensation, Leberstauung, Tod.

Ein Herr, 1909 geboren, starb 1991.
Diagnosen: Verdacht auf rezidivierende Lungenembolien.
Seit vielen Jahren Chronisch obstruktive Lungenerkrankung (COPD).
Tod zu Hause durch respiratorische Insuffiziens.

Ein Herr, 1905 geboren, starb 1988.
Diagnosen: Verdacht auf rezidivierende Lungenembolien.
Seit vielen Jahren Chronisch obstruktive Lungenerkrankung (COPD).
2/1987 Transiente Ischämische Attacke (TIA). Während der stationären Therapie
3/1987 Bronchopneumonie re. basal, SXT-Therapie.
9/1987 Erneut TIA, 39.0 Fieber, Vd. Bronchopneumonie. Danach verwirrt.
Plötzlicher Tod.

Ein Herr, 1916 geboren, starb 1991.
Diagnosen: Verdacht auf rezidivierende Lungenembolien.
Seit vielen Jahren Chronisch obstruktive Lungenerkrankung (COPD).
Röntgenologisch Zeichen einer Rechtsherzbelastung.
Aus Wohlbefinden plötzlicher Herztod.

Ein Herr, 1911 geboren, starb 1994.
Diagnosen: Verdacht auf rezidivierende Lungenembolien.
1972 Pleuropneumonie re.
1973 Pleuropneumonie li.
1979 Bronchopneumonie re., Emphysembronchitis.
1/1980 Bronchopneumonie bds.
2/1980 Apoplex, Rechtsherzinsuffiziens.

3/1980 Thrombose linker Unterschenkel.

5/1980 Thrombophlebitis rechter Unterschenkel mit 3 cm. Umfangsvermehrung, Überwärmung und Schmerzen. (Th.: Alkohl-Umschläge und Beinhochlagerung).

5/1985 Röntgenologischer Verdacht auf Pulmonale Hypertonie.

1987 Zeitweise leichte Kurzatmigkeit.

1989 Erhebliches Lungenemphysem, wahrscheinlich bestehende pulmonale Hypertonie.

2/1992 Infekt beider Lungenflügel, Penicillin. Internist: Abgelaufene Lungenembolien möglich. Wegen Apoplex kein Marcumar, nur Heparin s. c..

5/1992 Hämoptysen, Ruhedyspnoe, Lippencyanose.

Internist: Nasenbluten, Bronchitis. Therapie:Oxyfloxacin.

12/1992 Fieber, Schmerz re. Rippenbogen. Vd. Cholecystitis. Th.: Doxycyclin. Oxyfloxacin.

5/1993 Cor pulmonale vascular.

2/1994 Tod.

Ein Herr, 1914 geboren, starb 1992.

Diagnosen: Rezidivierende Lungenembolien.

Seit 1988 rezidivierende Mikroembolien bei rez. Transienten ischämischen Attacken mit rez. Bronchopneumonien und Bronchialobstruktionen mit Fieber.

3/1989 Phlebografie li.: Phlebothrombose.

2/1991 Phlebografie li.: Thrombose von tiefen Venen Ober- und Unterschenkel, zahlreiche flottierende Thromben.

8/1991 Marcumar auf Wunsch des Patienten abgesetzt.

10/1991 Vd. Embolie mit TIA, basal RG's.

11/1991 Vd. Rezidivierende Embolie.

1992 Tod auf der Strasse aus Wohlbefinden heraus.

Eine Dame, 1912 geboren, starb 1993.

Diagnose: Rezidivierende Lungenembolien.

12/1990 Fieberhafter pulmonaler Infekt. SXT-Therapie. Phlebografischer Nachweis eine tiefen Beinvenenthrombose.

4/1991 und 7/1991 Femur-Fraktur-Operationen.

2/1992 akute Mikroembolie, ubiquitär RG's. 12.00 Uhr 39. 2 Fieber, 18.00 Uhr 37.0 Celsius.

3/1992 akute Mikroembolie, Dyspnoe, Tachypnoe, vereinzelt Giemen.

8/1992 akute Mikroembolie, Schüttelfrost, Fieber.

4/1992 Dyspnoe, Tachyarrhythmie. Therapie: Jeweils nur ambulante Heparintherapie.

4/1993 Akute Mikroembolie, Giemen, Spastik, bds. Feinblasige RG's, Tod zu Hause durch Herzversagen.

Ein Herr, 1905 geboren, starb 1987.

Diagnose: Rezidivierende Lungenembolien.

10/1986 Kollaps, Todesangst.

11/1986 Phlebografie: Verschluss der tiefen Unterschenkelvenen, keine frische Thrombose.

3/1987 Schwindel, Bauchschmerz, Kollaps.

4/1987 Herztod.

Eine Dame, 1911 geboren, starb 1993.

Diagnose: Rezidivierende Lungenembolien.

1981 Dekompensiertes Cor pulmonale bei Bronchitis, danach ca. 20 akute pulmonale Ereignisse, als rez. Pneumonien, Infekte, TIA gedeutet.

2/1991 Perfusionsszintigraphie: Lungenembolien in beiden Unterlappen und Lingula.

Ohne Marcumar erneute Mikroembolien.

1/1992 Perfusionszintigraphie: Lungenembolien.
Mit Marcumar keine pulmonalen Probleme mehr.
1/1993 Bronchitis, dann Kollaps. Subduralhämatom. Einen Tag später akutes Kreislaufversagen.

Ein Herr, 1924 geboren, starb 1993.
Diagnose: Rezidivierende Lungenembolien.
Seit 1978 Dyspnoe bei Asthma, das in COPD überging, dekompensiertes Cor pulmonale.
4/1983 Status asthmaticus, Beatmung.
4/1984 Status asthmaticus, Beatmung.
10/1986 Phlebografie o. B.
1/1989 progrediente Dyspnoe. Th.: Doxycyclin.
11/1989 rez. Infekte. Th.: SXT.
Zunehmende Verschlechterung bei massiven Unterschenkelödemen.
Tod in respiratorischer Insuffiziens.

Ein Herr, 1911 geboren, starb 1992.
Diagnose: Rezidivierende Lungenembolien.
1937 Thrombose.
1987 Respiratorische Insuffiziens bei COPD, Emphysem und posttuberkulöses Syndrom.
1989 Phlebografie: Links postthrombotisches Syndrom.
1992 Tod in respiratorischer Insuffiziens.

Ein Herr, 1921 geboren, starb 1993.
Diagnose: Rezidivierende Lungenembolien.
8/1993 Hirninfarkt.
Danach septische Fieberschübe bis 40.0 Celsius, ausgeprägte Hyperventilation, rechts basale Pneumonie, Tod.

Ein Herr, 1902 geboren, starb 1989.
Diagnose: Rezidivierende Lungenembolie.
10/1988 Schwindel, Angina pectoris.
12/1988 Dyspnoe seit einer Woche, Giemen, re. Bronchopneumonie.
Trotz Verschwinden der Pneumonie keine Besserung, Tod.

Ein Herr, 1911 geboren, starb 1990.
Diagnose: Rezidivierende Lungenembolie.
3/1986 Embolie.
11/1987 Vd. Rezidivembolie.
12/1987 Vd. Rezidivembolie.
1/1989 TIA.
8/1990 Fieber, Dystelektase re. anterior, septische Temperaturen, Tod unter dem Bilde einer Darmperforation (ischämische Colitis).

Thrombose und Infektionen, Überlebende 1986-1994

Ein Herr, 1940 geboren.
Schweres Emphysem, keine Infekte bisher.

Ein Herr, 1929 geboren.
Schwere COPD.
1989 und 1992 jeweils TIA.

Ein Herr, 1927 geboren.
Asthma seit vielen Jahren. Angina pectoris.

Eine Dame, 1940 geboren.
1972 Thrombose re. Bein prepartal.
COPD.
6/1993 Atelektase, Sauerstoff-Abfall.
11/1993 Vd. Embolie. Keine Thrombose.

Ein Herr, 1925 geboren.
1986 Lungenembolie mit Unterschenkelvenenthrombose gesichert durch Szintigraphie und Phlebografie.
1987, 1989, 1990, 1991 Mikroembolien. Seit 1991 Marcumar. Gesund.

Eine Dame, 1926 geboren.
1988-1993 rez. Pulmonale Infekte, Pneumonien bei COPD.
1993 Szintigraphie: Rez. Embolien möglich. Marcumar. Gesund.

Eine Dame, 1911 geboren.
1963 Varicosis.
1984 rez. Pulmonale Infekte, COPD.
Erst bei der dritten Phlebografie 1991 Nachweis von Thromben in allen drei Unterschenkelvenen. Ohne Marcumar weiterhin rez. Mikroembolien.
1992 vierte Phlebografie: Thrombose. Marcumar. Gesund.

Ein Herr, 1921 geboren.
COPD, Cor pulmonale. Cyanose.

Eine Dame, 1915 geboren.
COPD seit 1980.
1991 Pleuropneumonie re., nur zögernde Erholung unter antibiotischer Therapie.
1/1994 Bronchopneumonie. Th.: Doxycyclin.
2/1994 Infekt, Ruhedyspnoe, Zyanose. „Rez. Lungenembolien eher unwahrscheinlich."

Eine Dame, 1910 geboren.
Unterschenkelschwellung re. seit Jahren.
7/1992 Angiologie: Alte Thrombose?
2/1993 leichter Schlaganfall, PRIND.
8/1993 Angiologie: Zustand nach abgelaufener Unterschenkelvenenthrombose.
2/1994 erneut TIA, blaue Lippen.
3/1994 Akutes Abdomen. OP: Colopexie.

4/1994 erneut TIA, viel Schwindel.

Eine Dame, 1924 geboren.
Asthma bronchial seit Jahrzehnten, COPD.
1988 Infekte.
1989 Syncope, 1. Stunde bewusstlos.
1993 Syncope.
1994 Nach stationärer Therapie einer COPD-Infekt-Exacerbation phlebografischer Nachweis:
Thrombose der tiefen Beinvenen, eine abgelaufene Embolie ist anzunehmen. Marcumar.[5]

Thrombosen und Infektionen: Ein gordischer Knoten.

Die klinischen Beobachtungen von Vater und Sohn ermöglichen eine klare Aussage.

In der Zeit vor Erfindung der Antibiotika-Therapie war eine Infektion kaum beherrschbar.
Die lokale Vereiterung führte zu einer lokalen Thrombose.

Durch die Sulfonamid-Therapie kam es zu einer verringerten lokalen Zerstörung durch die Infektion. Die Reaktionen des Körpers, die Absperrung der Infektion durch Fibrin, wurde zu einer möglichen neuen Krankheit: Thrombosen und Embolien wurde tödliche Folgekrankheiten.

Die enge Verknüpfung von Infekten und Thrombosen aber ist auch in moderner Zeit zu beobachten. Scheinbare Behandlungserfolge durch ein Antibiotikum werden durch die rezidivierenden Thrombo-Embolien zunichte gemacht.

Neben dem Antibiotikum (Penicillin) kann auch die Antikoagulation (Heparin/Marcumar) in der Praxis ihre Bedeutung zeigen.

Erhöhter Fibrin-Abbau (D-Dimere über 0,5) sollte immer eine risikoadaptierte Antikoagulation induzieren.

---

[5] F Flachsbart: Die chronisch rezidivierenden Mikroembolien – Das chronische Cor pulmonale.
Atemwegs- und Lungenkrankheiten 1994;20:646